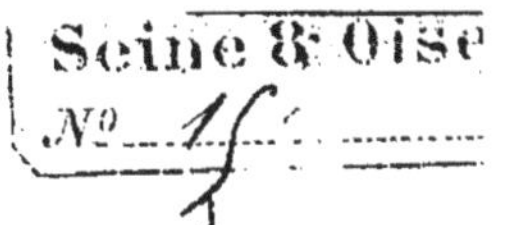

APPAREILS DE WICKHAM

POUR LE

TRAITEMENT DES HERNIES

G. WICKHAM

MEMBRE DU JURY AUX EXPOSITIONS INTERNATIONALES

Prix : 1 franc.

PARIS

LECROSNIER ET BABÉ, LIBRAIRES-ÉDITEURS

23, PLACE DE L'ÉCOLE-DE-MÉDECINE

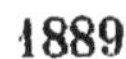

1889

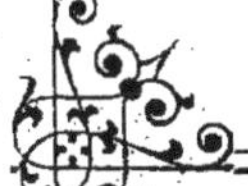

TRAITEMENT

DES

HERNIES

1803-88 — Corbeil. Imprimerie Crété.

BANDAGES

De WICKHAM F^{res}, D^{rs}-CH^{ens} Herniaires

POUR LE

TRAITEMENT DES HERNIES

G. WICKHAM

Membre des Comités d'admission et d'installation de la Classe 14 (Médecine et Chirurgie), à l'Exposition universelle de 1889.

PARIS

16, rue de la Banque, 16

—

1889

BANDAGES HERNIAIRES

DE

WICKHAM

Description et mode d'application du Bandage simple dit Côté opposé pour Hernie inguinale (1).

Ce bandage (*fig.* 1) consiste en un ressort principal, ayant plusieurs trous et en deux plaques maintenues à chaque extrémité de ce ressort par des vis. Une de ces plaques est de forme ovale, pour contenir la hernie, et l'autre ronde, pour former le point d'appui ou contre-pression au milieu des lombes.

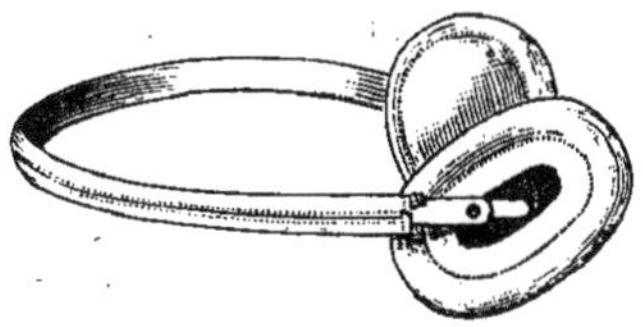

Fig. 1. — Bandage inguinal simple dit côté opposé.

Le ressort de ce bandage, étant ainsi muni de ces deux plaques, ne doit exercer aucune pression sur le corps, excepté par les deux plaques, afin de laisser les hanches libres dans tous leurs mouvements.

Ce bandage reçoit la dénomination de *côté opposé*, parce que son ressort est construit de telle manière, qu'il doit être appliqué

(1) G. Gaujot et E. Spillmann, *Arsenal de la chirurgie contemporaine.*

sur la hanche opposée à celle où la hernie est située, c'est-à-dire que si la hernie est au côté gauche, il doit partir de l'aine gauche, traverser le bas-ventre, contourner la hanche droite, et aller jusqu'au milieu du dos (tel qu'il est représenté *fig.* 2 A et *fig.* 3 A). Mais si la hernie se trouve au côté droit, ce même bandage doit partir de l'aine droite, continuer sa route autour de la hanche gauche et porter sa plaque de derrière également au milieu des lombes.

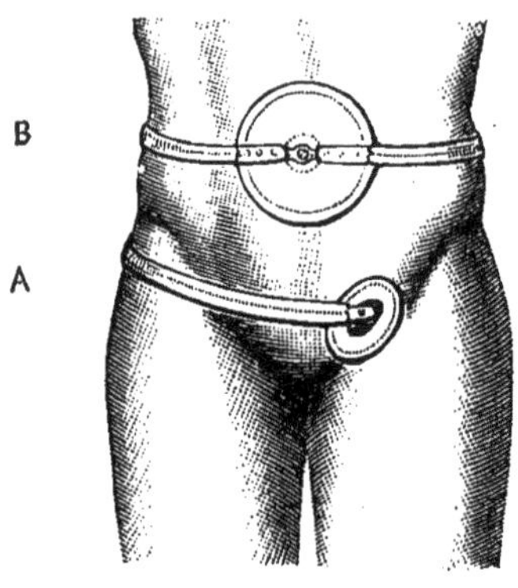

Fig. 2.

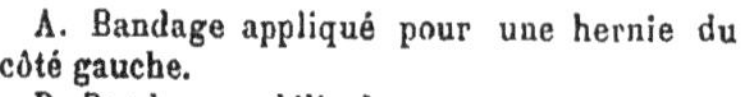

A. Bandage appliqué pour une hernie du côté gauche.
B. Bandage ombilical.

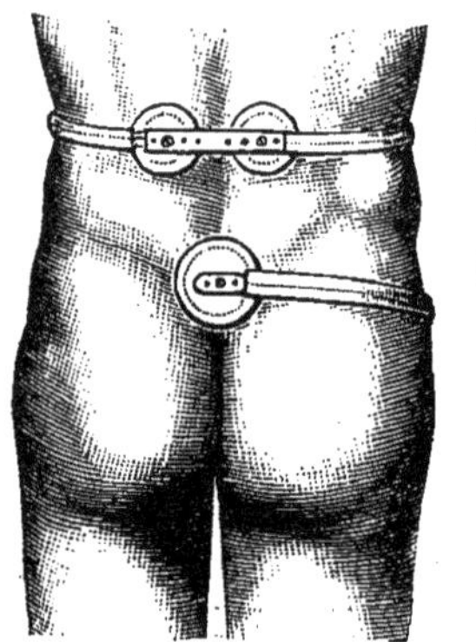

Fig. 3.

A. Bandage inguinal simple (face postérieure).
B. Bandage ombilical (face postérieure).

La plaque de devant doit être placée obliquement sur l'ouverture herniaire, et toujours dans le sens du pli de la cuisse. Elle agit d'autant plus efficacement que le ressort passant par la hanche du côté opposé à la hernie attire vers la ligne médiane la plaque qui comprime ainsi toute la longueur du canal inguinal et laisse la cuisse complètement libre; dans les brayers ou bandages français, dont le ressort passe sur la hanche du côté malade, la plaque est toujours attirée du côté de la cuisse et n'arrive à comprimer la région inguinale qu'en étant fortement ramenée au moyen d'une courroie.

La plaque de derrière doit être placée au bas de la colonne vertébrale, très près de l'os sacrum.

Lorsqu'il y a une demi-ceinture au bandage, côté opposé, cette ceinture, dite de sûreté, doit passer autour de la hanche du côté de la hernie, et aller s'attacher à la vis en cuivre qui fixe la plaque de devant au ressort.

Le bandage simple dit côté opposé, pour hernie inguinale, tel qu'il est décrit, subit différentes transformations, suivant le développement de la hernie et la conformation du bassin. Le ressort du bandage doit avoir la même forme que celle du bassin du sujet dont on s'occupe; il appuiera légèrement sur la peau, dans toutes ses parties, sans déterminer de compression sur un seul point, à l'exception des deux extrémités, où toute la pression doit se faire sentir. Cette pression est pénible dans les premiers jours de l'application de l'appareil, mais on arrive à ne plus la sentir au bout d'un temps variable et elle est du reste très utile, car c'est à l'aide de cette pression que, dans certains cas, on obtient la guérison.

En général, la pelote de devant a une forme ovale; cette forme cependant est appelée à varier très souvent suivant le volume de la hernie, la façon dont elle se présente et la conformation du bassin. Lorsqu'une hernie fait une saillie de la grosseur de la moitié d'une noix, on peut admettre que la pelote devra avoir cinq fois cette grosseur, surtout en largeur et en longueur; quant à la forme plus ou moins bombée de la pelote, elle doit varier selon la conformation du bassin; si le sujet est maigre, la pelote herniaire devra être plate; si au contraire le sujet présente un peu d'obésité, la pelote herniaire devra être plus bombée. Si la hernie a une disposition à devenir scrotale, la pelote doit avoir une forme triangulaire à prolongement sur l'os pubis, et, dans le cas de hernie scrotale, cette pelote devra généralement être accompagnée d'un sous-cuisse tenant à cette pelote à la partie inférieure, en étant encore le prolongement et venant se boucler au bandage à la hanche opposée; on arrive ainsi à contenir les hernies les plus volumineuses et les plus difficiles. La plaque mécanique ou à inclinaison est à employer pour les hernies disposées à devenir scrotales; la plaque triangulaire à brisure, lorsque la hernie est plus avancée; enfin, cette même plaque avec sous-cuisse adhérent, pour hernie inguinale tombant dans le scrotum, ou, chez la femme, se prolongeant dans la grande lèvre. Quand la hernie scrotale est compliquée d'adhérences, la pelote doit être assez grande, de forme un peu triangulaire, à sous-cuisse adhérant à la pelote; mais celle-ci, dans ce cas, doit être concave, appuyant sur la partie supérieure du scrotum, comme le ferait la main, et, à l'aide de cette pelote et d'une pression de ressort modérée, on arrive peu à peu à détruire des adhérences et à réduire des hernies jusqu'alors irréductibles. La pelote concave de forme un peu ovalaire, doit être employée lorsqu'on est en présence de hernie irréductible ayant son siège soit dans la région inguinale, soit dans la région crurale; l'adjonction d'un sous-cuisse simple est nécessaire pour immobiliser davantage la pelote.

Un principe général est celui-ci : plus la hernie est difficile à contenir, moins le ressort doit pouvoir jouer autour de la hanche ; le pivot de la pelote doit avoir de moins en moins de mobilité.

Dans les cas de contention difficile, la force du ressort joue un très grand rôle ; le ressort doit avoir plus de force que celle que l'on doit employer avec la main, pour maintenir la hernie réduite, malgré les efforts faits par le hernieux, soit en toussant, soit en se mouchant, soit surtout en soufflant fortement par le nez, celui-ci étant comprimé. Dans tous les cas de hernies, la force du ressort doit être plus ou moins grande selon l'âge, les occupations, les travaux; mais plus on peut employer de force, et plus on a de chance d'arriver à une guérison chez les sujets jeunes, et à une amélioration chez les autres. On peut dire en principe que la force des ressorts doit être aussi grande que possible; on doit employer autant de force que le sujet peut en supporter. Si la force employée est trop grande, on en est averti deux ou trois jours après l'usage de l'appareil, exceptionnellement dès le premier jour, par une rougeur très vive à la peau indiquant qu'en persistant, le hernieux ne tarderait pas à être écorché; on change alors le ressort par un autre à pression un peu plus douce. Si la grande force est nécessaire, on enveloppe les pelotes de telle façon qu'on puisse la maintenir; par exemple, la peau de lièvre adaptée à ces pelotes rend possible l'usage d'un appareil fort. La pression ne se fait-elle sentir que par un état de lassitude sans rougeur à la peau à l'endroit des pelotes? alors il y a lieu d'attendre avant de changer la pression du bandage; tel appareil qui semble insupportable les huit premiers jours, est plus tard très tolérable. Nous avons vu de jeunes hernieux se faire tellement à leur appareil, que, guéris et en âge de ne plus en porter, ils ne pouvaient se décider à s'en séparer; ce n'est que peu à peu qu'on est arrivé à leur faire perdre le besoin d'être ainsi contenus.

Un appareil à pression douce dès le début est bien moins désagréable qu'un bandage à pression plus forte; mais il ne remplit qu'à moitié le but pour lequel il est employé. La hernie peut alors être à peu près maintenue, mais, le plus souvent, elle ne l'est pas suffisamment, et elle continue à se développer malgré le bandage. Les appareils sans pression, sans ressorts, tout en caoutchouc, qui sont parfois indiqués pour les enfants du premier âge, le plus souvent n'empêchent nullement le développement des hernies ; on ne tarde pas à en arriver à l'emploi d'un bon appareil à ressort bien combiné, et c'est autant de temps perdu pour le but que l'on a le droit de poursuivre chez ces enfants : la guérison. Si, par hasard, ces appareils sans ressorts ont empêché les hernies de se développer, ce résultat aura été obtenu, grâce à ce que l'on aura serré violemment l'appareil, et alors le bassin du pauvre enfant est meurtri sur toute sa circonférence ; c'est la pression égale à celle du ressort qu'on a senti la nécessité de faire, pression mal comprise et nuisible de la sorte sous tous les rapports. Un mois après la naissance, un enfant peut supporter sans inconvénient un bandage à ressort doux.

Lorsqu'un sujet est atteint du même côté de hernie et de varicocèle, la pression du ressort devra être moindre que dans le cas de hernie non accompagnée de varicocèle.

La meilleure forme de pelote de dos chez les sujets bien conformés est la forme ronde ; il y a lieu parfois de la modifier et de la transformer en forme allongée ; si la partie postérieure du corps présente une ligne très plate, il faut que la pelote de dos soit non seulement allongée, mais encore très plate et unie, sans cela l'appareil tomberait derrière ; c'est ce qui arrive parfois pour certaines conformations de bassin présentant d'abord une ligne plate, puis aussitôt une ligne oblique sur laquelle glisse l'appareil ; dans ce cas, une légère ceinture de soutien élastique à boucle fixée à la taille, et soutenant la pelote de derrière, est nécessaire.

Le genre de garniture des ressorts a aussi son importance ; la garniture en peau simple, ne formant qu'une épaisseur autour du ressort suffit dans la plupart des cas ; il y a lieu de faire une garniture moelleuse doublée de flanelle et peau lorsqu'on est en présence d'une personne très maigre ou très grasse ; pour ces deux cas extrêmes le moindre contact de ressort qui ne serait pas garni d'une façon assez douce, est douloureux. L'emploi de ces garnitures appelées fourreaux doublés est nécessaire aussi pour contribuer à donner de la fixité aux appareils pour les personnes dont la conformation du bassin présente en arrière une ligne toute plate ou même oblique en fuyant en dessous.

Dans le bandage inguinal dit à ressort du côté opposé, il y a une ceinture ou courroie, appelée demi-ceinture, parce qu'elle fait à peu près la moitié du corps; la demi-ceinture est vissée à la pelote de dos et vient s'attacher à la pelote de devant. Chez certains sujets bien conformés, le bandage composé de la pelote de devant, de la pelote de dos et du ressort, tient seul sans autre secours. La seule raison d'être de la demi-ceinture est d'empêcher le déplacement de la pelote de devant, chose très rare. Quand on l'emploie, ce qui a lieu le plus ordinairement, elle doit venir s'attacher naturellement à la pelote de devant sans qu'il y ait tension ou serrage; si on la serrait trop, elle déplacerait cette pelote de devant et contribuerait à une pression du ressort autour de la hanche opposée, qui serait désagréable et nuisible.

Le sous-cuisse doit généralement être employé avec le bandage inguinal chez les enfants. En raison de leurs mouvements désordonnés, la pelote antérieure pourrait être déplacée si elle n'était maintenue sur la hernie par ce sous-cuisse. Il y a aussi parfois, parmi les adultes, mais cela est très rare, des sujets d'une grande maigreur ayant le pubis en saillie, et pour lesquels l'usage du sous-cuisse est indispensable, sans cela la pelote inguinale remonterait immédiatement.

Après l'opération de la cure radicale des hernies, le bandage est presque toujours indiqué; dans ce cas la pression exercée doit être douce. On atteint ce but en employant un ressort léger, une pelote herniaire moelleuse plutôt plate à rembourrage uniforme et un sous-cuisse.

Tous les bandages Wickham se démontent pièce par pièce ; on peut soi-même et à volonté ôter les coussins des plaques et en remettre d'autres sans les dévisser, y ajouter des garnitures ou enveloppes en toile ou autre tissu; on peut aussi remplacer les fourreaux de peau lorsqu'ils sont usés. Il est hygiénique d'avoir une provision de ces pièces de rechange chez soi, afin de les renouveler dès que le besoin en est démontré. Cela est d'autant plus utile que le bandage ne conserve son action entière que tant que le ressort n'est pas atteint par la rouille, et que les coussins des pelotes ne sont pas diminués et tassés sous l'influence de l'usure et de la transpiration.

Si l'on démonte ces bandages pour quelque cause que ce soit, on fera attention à replacer toujours la pelote de devant au bout du ressort où le nom de l'inventeur, Wickham, est gravé.

Les principes généraux qui viennent d'être indiqués sont applicables à tous les bandages herniaires, inguinaux, cruraux, simples ou doubles, ombilicaux, etc. En les exposant, il a été question surtout du bandage inguinal gauche ou droit. Il y a lieu d'examiner maintenant, en dehors de ces généralités, ce qu'il peut y avoir de particulier à signaler pour l'usage et l'application de chacune des autres sortes de bandages qui ont été énumérées.

Description et mode d'application du Bandage double pour la hernie inguinale double.

Ce bandage est composé de deux bandages simples, réunis en un seul par deux plaques de derrière qui sont tenues dans un seul

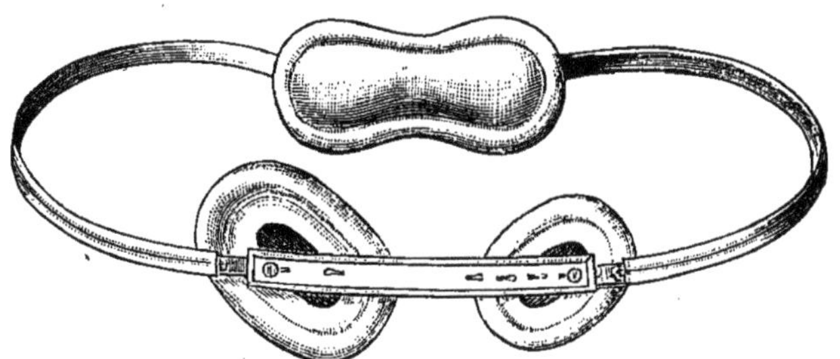

Fig. 4. — Bandage double inguinal.

coussin (*fig.* 4). Les plaques de devant sont vissées à leurs ressorts respectifs ; elles doivent être placées obliquement sur les hernies, et chacune d'elles dans le sens du pli de la cuisse, où elles s'appliquent telles qu'elles sont représentées (*fig.* 5, A). Le coussin de derrière doit être également placé au bas de la colonne vertébrale (*fig.* 6). Les ressorts de ce bandage ne traversent pas le bas-ventre ; ils partent du coussin de derrière et passent seulement autour des hanches jusqu'aux aines (*fig.* 5 et 6). Les deux plaques de devant se tiennent à une distance convenable, au moyen d'une petite bande attachée à une d'elles.

On porte ce bandage, non seulement pour arrêter tout progrès du mal, pour se soulager ou pour se guérir, mais encore par simple précaution : il tient lieu de ceinture, en donnant au corps

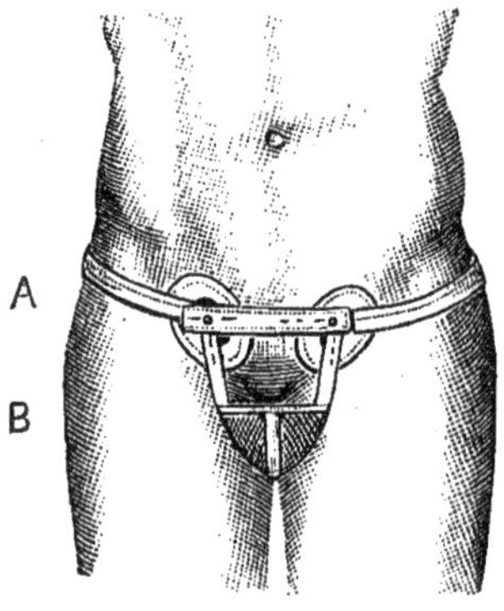

Fig. 5. — Bandage inguinal appliqué aux deux côtés avec sac ou suspensoir.

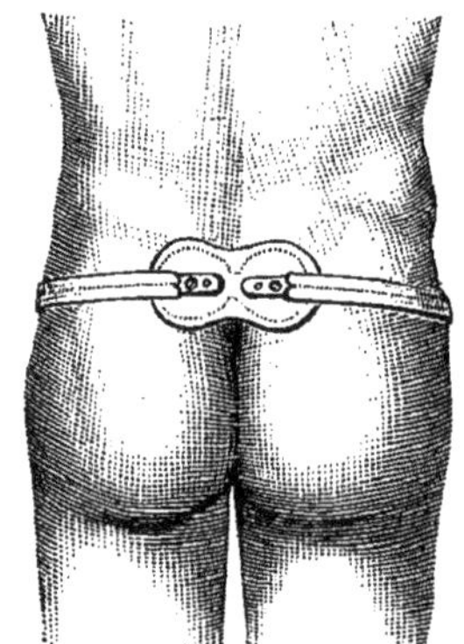

Fig. 6. — Bandage inguinal double (face postérieure).

de l'aplomb et de la force ; il garantit en même temps les parties susceptibles de hernies de tout accident fâcheux.

Le ressort du bandage simple ou double doit être placé un peu au-dessous de la partie la plus saillante de la hanche ; il suit ainsi tous les mouvements du corps, et son élasticité lui permet d'ouvrir et de refermer ses extrémités, selon l'action des muscles du ventre, sans que la plaque éprouve aucun déplacement.

La pelote de derrière peut être placée plus ou moins haut sur les lombes, selon la conformation du corps. Les plaques de devant doivent être placées directement sur les anneaux inguinaux, et leur partie inférieure tout près du pubis ; alors, par leur mobilité et leur indépendance de l'action du ressort, elles exercent une pression toujours égale et très efficace sur les ouvertures herniaires, malgré tous les efforts que l'on puisse faire.

Chez certaines personnes, il se forme entre les deux pelotes antérieures un paquet graisseux qui se trouverait comprimé et pincé par une petite bande ordinaire : il faut alors employer une bande dans laquelle il y a un morceau d'acier en pont ; ainsi les deux pelotes sont jointes sans qu'il y ait de compression sur le tissu graisseux ramassé entre elles.

Bandage pour Hernie crurale.

Le bandage pour la hernie crurale porte sur l'anneau ou le point ouvert de l'arcade crurale (*fig.* 7) et par son point d'appui sur le bas de la colonne vertébrale, à la portion lombo-sacrée (*fig.* 8). Le ressort du bandage crural passe autour de la hanche du même côté que la hernie, et non pas du côté opposé, comme dans la hernie inguinale ; au moyen de cette disposition, la plaque se trouve entraînée d'avant en arrière et de dedans en dehors ; elle comprime la région crurale sans gêner les mouvements de la cuisse, la pression se faisant d'avant en arrière.

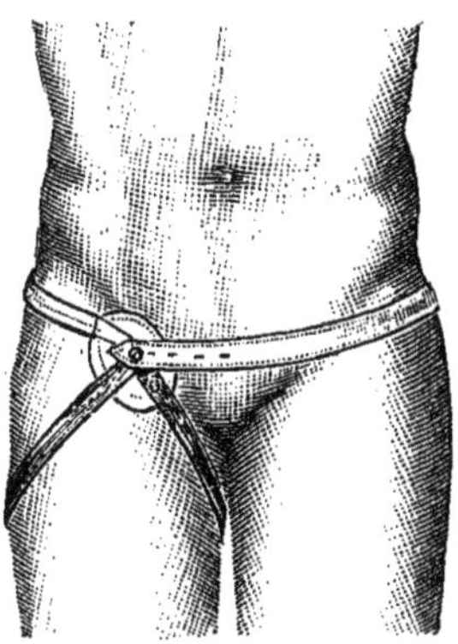

Fig. 7. — Bandage crural appliqué pour le côté droit.

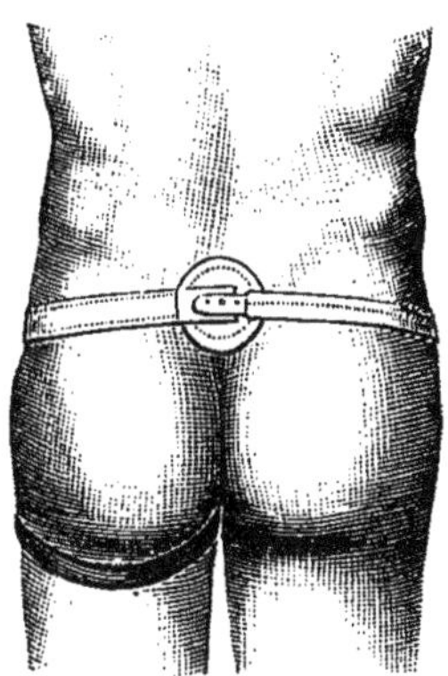

Fig. 8. — Bandage crural simple (face postérieure).

Le mécanisme du ressort diffère de celui pour la hernie inguinale : il se compose de deux parties, retenues ensemble au moyen de deux vis ; la partie de devant est de 6 à 7 centimètres de long, et percée, à une de ses extrémités, de trous, dont un en forme de demi-lune, ce qui lui permet d'être haussée ou baissée selon le besoin.

Dans le bandage crural, le sous-cuisse doit être employé pour bien maintenir la pelote antérieure du côté de la cuisse. Le sous-cuisse part de la vis de la pelote de devant, contourne la cuisse et vient s'attacher à un bouton qui est au bas de cette pelote. Ce sous-cuisse est doux, en futaine ; pour certaines personnes, il y a lieu de l'envelopper de caoutchouc rond pour le rendre encore plus facile à supporter.

Bandage pour Hernie ombilicale.

Cet appareil se compose d'une pelote antérieure ronde, faisant obstacle au passage de la hernie; cette pelote est fixée à deux ressorts s'appliquant à droite et à gauche du corps (*fig.* 2, B) pour venir prendre leur point d'appui postérieur de chaque côté de la colonne vertébrale, au moyen de deux coussins ou pelotes; celles-ci sont reliées entre elles par une attache (*fig.* 3, B). L'appareil ainsi construit n'est pas exposé, comme les autres bandages ombilicaux, à se déplacer, à remonter ou à descendre.

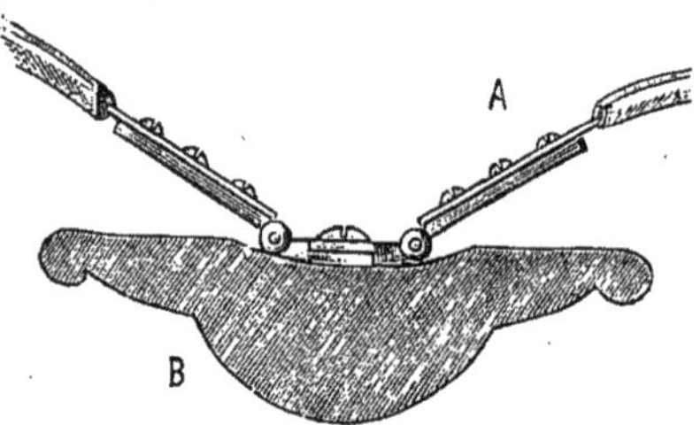

Fig. 9. — Coupe de la double charnière et de la pelote ombilicale.

Les ressorts sont unis à la pelote ombilicale par une double charnière (*fig.* 9, A). Cette articulation facilite l'application de l'appareil et permet aux ressorts de suivre les mouvements du corps.

Le bandage ombilical qui vient d'être décrit ne convient pas à toutes les conformations abdominales. Il y a certaines conforma-

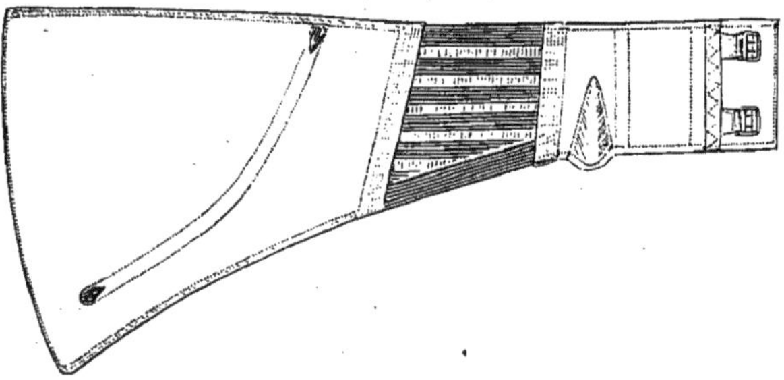

Fig. 10. — Ceinture abdominale.

tions qui réclament non seulement la contention de la hernie, mais encore le soutien de la masse abdominale; dans ce cas, il faut employer la ceinture abdominale en coutil ou en batiste (*fig.* 10), avec élastiques sur les hanches et pelote à l'intérieur pour contenir la hernie ombilicale ; pour que cette pelote ait plus d'action, on la fait serrer à l'aide d'un tirant supplémentaire passant par-dessus la ceinture à la hauteur de cette pelote et se bouclant en arrière. Ces ceintures doivent avoir par devant des baleines courbes pour contribuer à leur parfait ajustement ; il faut parfois les border de peluche pour les personnes qui ont la peau très sensible. Il peut arriver que ces ceintures aient besoin d'être accompagnées de sous-cuisses avec caoutchouc rond, pour qu'elles ne remontent pas.

Quand il s'agit de grande masse abdominale à soutenir et d'éventration considérable à contenir à l'aide d'une large pelote plus ou moins concave, un tel appareil doit parfois être supporté par des bretelles.

Ce que nous avons dit de la forme des pelotes, soit plates, soit bombées, à propos des hernies inguinales, s'applique aussi aux pelotes pour hernies ombilicales. Ces pelotes ont généralement au centre une sorte de bouton (*fig.* 9, B) ou renvoi en flanelle pour repousser la hernie ; si l'abdomen est plat et la hernie peu volumineuse, ce renvoi fera peu de saillie ; il se peut même qu'un simple rembourrage dans toute l'étendue de la pelote suffise ; si, au contraire, le sujet a un fort abdomen, et que la conformation ombilicale constitue une sorte d'entonnoir, il est évident alors que la saillie de la pelote devra être prononcée, présenter une forme conique et contribuer à maintenir la hernie réduite au fond de l'entonnoir. Cette pelote ombilicale devra être concave si la hernie est irréductible. Parfois la pelote ombilicale, surtout dans le cas de hernie très volumineuse, devra être ovalaire, c'est-à-dire échancrée à la partie supérieure, afin de ne pas gêner dans la position assise chez les forts sujets. La pelote employée contre l'écartement de la ligne blanche est la même que celle pour hernie ombilicale, si ce n'est que le rembourrage central, au lieu d'être rond est allongé de haut en bas, plutôt plat et un peu large.

Bandage testiculaire.

L'emploi du bandage inguinal ordinaire se fait encore chez l'adulte lorsque le testicule n'est pas descendu dans le scrotum et lorsqu'il se présente parfois dans la région inguinale. La pelote doit être concave et la pression du ressort assez douce, si le testicule forme une saillie à demeure dans le canal inguinal. Chez l'enfant, lorsque le testicule n'est pas à sa place normale, il y a lieu de faire usage d'un bandage spécial à ressort articulé s'appliquant autour de la hanche du côté du testicule à pousser en avant ; la pelote, dans ce cas, doit présenter deux petites branches écartées (1) également à articulation poussant en bas le testicule ainsi

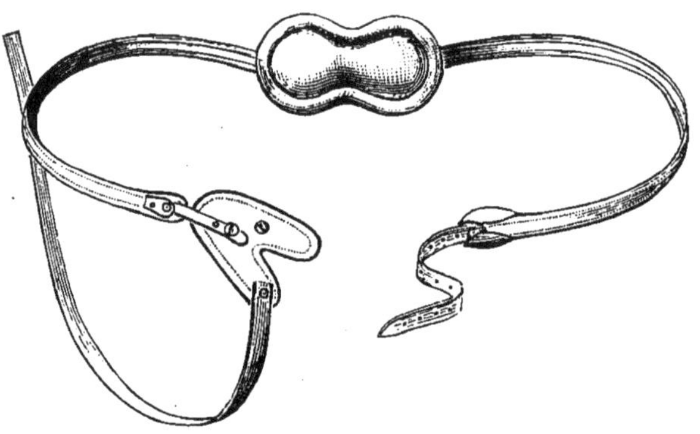

Fig. 11. — Bandage testiculaire.

qu'on le ferait avec les deux doigts (*fig.* 11). Si le testicule est à sa place normale, ne faisant que remonter souvent dans la région inguinale, l'emploi du bandage herniaire ordinaire suffit à titre d'obturateur.

Variations dans la force de pression.

Ressorts additionnels.

On peut graduer la pression de ces bandages, en supprimant ou en ajoutant des ressorts, appelés *additionnels*, au ressort principal, soit du bandage simple, soit de l'un ou des deux côtés du bandage double. Pour obtenir ce résultat, on doit dévisser une des plaques et retirer le fourreau de peau, ce qui met le ressort principal à nu; alors on y ajoute un ressort additionnel sur la partie extérieure, ensuite on remet le fourreau sur tous les deux,

(1) Follin, *De l'emploi du bandage herniaire à pelotes bifurquées* (*Bulletin de thérapeutique*, t. XLVI, p. 141).

et enfin on fixe la plaque au bout du ressort principal au moyen de la vis, qui doit reprendre sa première place; on peut y ajouter un second ressort additionnel, suivant le besoin, jusqu'à ce qu'on ait de 1 à 4 kilogrammes de pression sur l'anneau, sans compression sur les hanches. Si la pression se trouve trop forte avec un ou deux ressorts additionnels, on doit nécessairement les ôter et ne laisser que le ressort principal, ce qui peut être également fait en dévissant une des plaques et en retirant le fourreau de peau, comme il est indiqué ci-dessus.

Bandage à vis de pression.

Les bandages à vis de pression (*fig.* 12) s'adaptent sur le corps comme ceux analysés ci-dessus, mais ils n'ont pas besoin de ressorts supplémentaires pour augmenter ou diminuer leur degré de force; cet effet a lieu par une vis que l'on serre ou desserre à volonté au moyen d'une petite clef; un demi-tour ou

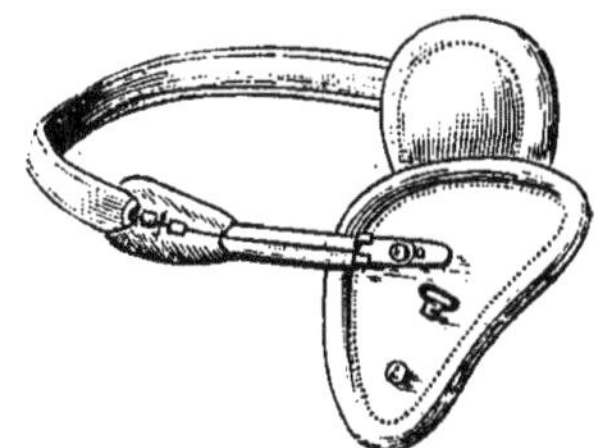

Fig. 12. — Bandage inguinal simple à vis de pression.

un tour de cette vis suffit ordinairement pour en changer la pression et donner la force convenable pour le maintien de la hernie. Le mécanisme de ces bandages est très simple et des plus solides; il donne en même temps au chirurgien ou au porteur la facilité d'opérer ce changement de pression sans déplacer le bandage du corps et dans quelque lieu ou position qu'il se trouve. Au moyen de ces bandages, on maintient les hernies les plus volumineuses.

Variations dans la direction de la pression.

Plaques mécaniques à inclinaison.

Les plaques à inclinaison (*fig.* 13 et 14), pour lesquelles MM. Wickham ont obtenu un brevet d'invention, permettent :

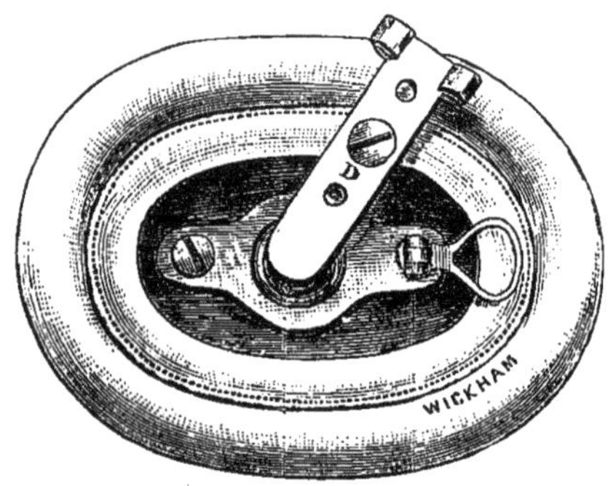

Fig. 13. — Plaque mécanique à inclinaison.

1° de donner immédiatement l'inclinaison que l'on désire; 2° de rendre cette inclinaison fixe, en serrant une petite vis qui vient appuyer sur la plaque; 3° de laisser au ressort toute sa mobilité.

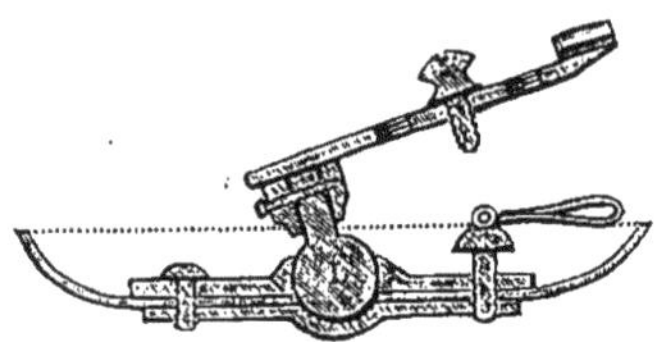

Fig. 14. — Coupe de la plaque mécanique à inclinaison.

Pour maintenir la hernie, il suffit d'incliner la plaque dans la direction dont on a besoin, puis de serrer la vis, qui est terminée par une petite boucle.

Plaques triangulaires à brisure.

Les plaques triangulaires (*fig.* 15) sont brisées horizontalement à leur partie moyenne, et, au moyen d'une clef qui vient s'adapter sur un petit carré saillant situé sur la plaque (*fig.* 16), on peut faire agir la portion inférieure de la pelote sans nuire à l'action

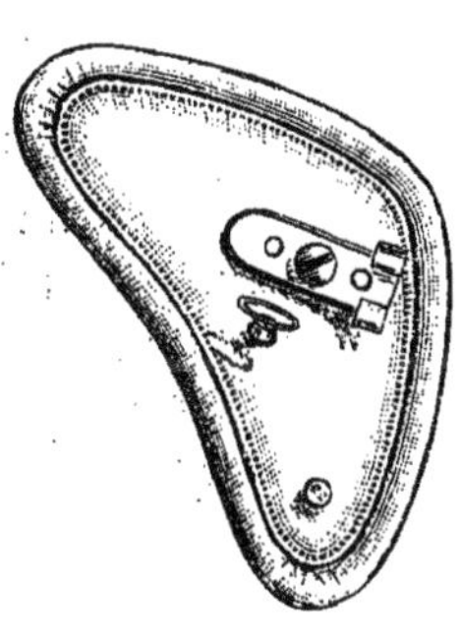

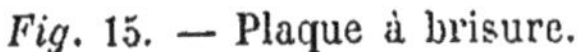

Fig. 15. — Plaque à brisure.

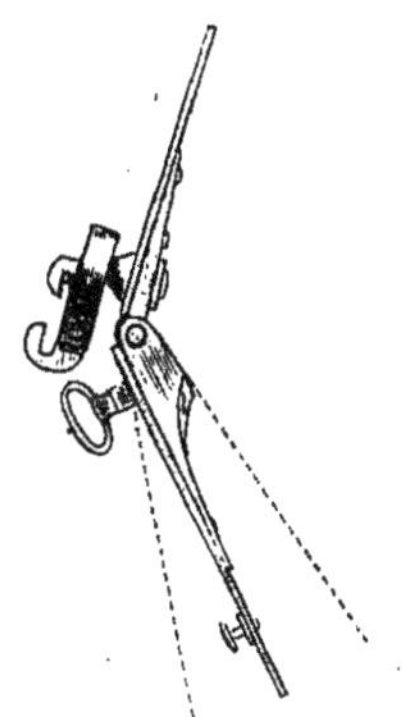

Fig. 16. — Coupe de la charnière de la plaque à brisure.

de la portion supérieure. Ces pelotes, en s'inclinant ainsi, peuvent contenir les hernies scrotales les plus volumineuses.

Variations dans la longueur des bandages.

Comme il a été dit au début de cette notice, les ressorts sont percés de plusieurs trous à leurs extrémités, de telle sorte que l'on peut allonger ou raccourcir ces bandages en avançant ou en reculant les plaques au moyen des vis qui les réunissent aux ressorts : si l'on veut que la plaque du bandage simple s'approche plus près de la cuisse, ou que son ressort soit plus dégagé de la hanche, il faut avancer une ou les deux plaques tout à fait aux extrémités de ce ressort; et pour le faire coller plus au corps et faire revenir la plaque vers le milieu du bas-ventre, il faut les reculer. Si l'on désire que les plaques de devant du bandage double soient plus près des cuisses, ou que les ressorts se rapprochent davantage du corps, il faut reculer les pelotes de devant ou la pelote de derrière sur les ressorts; et pour faire venir les deux plaques plus en avant vers le milieu ou la symphyse du pubis, il faut les visser aux extrémités de ces ressorts. On voit ainsi que rien n'est plus facile que d'avancer ou de reculer les plaques sur les ressorts.

Utilité et avantages des bandages Wickham (1).

Les bandages dont la description vient d'être faite sont également propres aux personnes des deux sexes, grasses ou maigres, ainsi qu'aux enfants, auxquels ils sont d'une grande utilité, ne pouvant nuire ni à la croissance ni à la conformation naturelle du corps; ils sont également convenables aux personnes qui montent souvent à cheval, ou qui se livrent à de violents exercices et aux occupations les plus laborieuses; ils ne causent aucune irritation ni frottement sur les parties où ils s'appliquent; ils contiennent la hernie avec exactitude et la maintiennent dans la cavité de l'abdomen, sans comprimer les cordons testiculaires, sans irriter aucune des parties qui communiquent avec ces vaisseaux, ni causer aucune épaisseur anormale.

Les ressorts des bandages Wickham sont composés de l'acier le plus pur et le plus fin que l'on puisse trouver; ils subissent en outre la plus grande épreuve d'élasticité avant de sortir de la fabrique. Les plaques sont soigneusement montées à pivot et à vis, afin d'obéir convenablement aux mouvements naturels des parois musculaires de l'abdomen : il y en a de toutes formes. Ces ressorts et plaques sont de très longue durée, mais il faut que la garniture qui les enveloppe soit renouvelée en moyenne après neuf mois d'usage; toute la partie métallique doit à ce moment être bien nettoyée, et cette opération prolonge encore leur durée. Comme on ne peut rester sans bandage, il est nécessaire d'avoir un appareil de rechange dont on fait usage pendant le temps que dure la réparation. Enfin, ils offrent des avantages et une commodité bien reconnus, qu'on ne trouve point dans les autres bandages : les brayers ou bandages français étant faits d'une seule pièce, c'est-à-dire ayant la plaque rivée au ressort, il en résulte que le moindre mouvement de celui-ci détermine le déplacement de la plaque, et par suite la hernie n'est plus contenue dans la cavité abdominale; les ceintures ou bandages sans ressorts présentent encore de plus grands inconvénients : le bas-ventre n'ayant pas toujours le même volume, se dilatant ou s'affaissant suivant les mouvements d'inspiration ou d'expiration, la ceinture ne serre jamais au même degré; tantôt elle comprime trop, tantôt la compression n'est pas suffisante; le malade est obligé de se serrer d'autant plus fortement que, le bassin figu-

(1) Wickham, *De la contention des hernies réductibles* (*Bulletin de thérapeutique*, t. LXV, p. 477.

rant une ellipse à grand diamètre transverse, la pression la plus forte s'exerce aux extrémités de ce diamètre, c'est-à-dire sur les hanches, et la plus faible au niveau de la hernie; cette ceinture réclame en outre, dans tous les cas, l'addition d'un sous-cuisse, assez serré lui-même, qui gêne les mouvements de la cuisse.

Approbations médicales et récompenses.

Dès 1814, date de leur première fabrication, les bandages de MM. Wickham ont été approuvés par la faculté de médecine et par les chefs des hôpitaux civils et militaires. MM. les membres de l'Académie de médecine de Paris en ont fait les plus grands éloges dans leur rapport du 7 avril 1821, ainsi que les professeurs Gerdy et Malgaigne de la faculté de médecine de Paris et le Dr Demarquay, chirurgien des hôpitaux, dans leurs cours publics. Le jury médical de l'exposition universelle de 1855 a décerné à MM. Wickham une médaille de 2e classe pour la supériorité de leurs bandages; celui de Londres de 1862 les a honorés d'une médaille de prix (la seule qui ait été accordée à cette spécialité). Aux expositions universelles de Paris 1867 et 1878, le jury international leur a décerné une médaille d'argent de 1re classe. En 1879 a eu lieu à Paris une exposition internationale des sciences appliquées à l'industrie, et un diplôme d'honneur a été décerné à M. le Dr G. Wickham, comme rapporteur de la 14e section du jury (appareils de chirurgie). A l'exposition internationale d'Amsterdam de 1883, il a été honoré d'une médaille d'or. M. le président du conseil, ministre de l'instruction publique, lui a conféré les palmes d'officier de l'instruction publique pour la part honorable qu'il a prise à cette dernière exposition. Cette même année il obtenait une médaille d'or à l'exposition de Troyes. En 1884, à l'exposition internationale de Nice, un diplôme d'honneur lui était remis avec la mention suivante : à M. le Dr G. Wickham, hors concours, membre du jury. En 1885 eut lieu à Paris une exposition, dite exposition du travail, où M. Wickham remplit les fonctions de juré et fut honoré d'un diplôme. La même année le ministre du commerce et de l'industrie le nommait délégué à la commission française de l'exposition universelle d'Anvers, et lui remettait ensuite, à cette occasion, une médaille pour le remercier de son zèle et de son dévouement.

M. G. Wickham prit part en 1887 à l'exposition maritime internationale du Havre, et reçut à cette occasion, comme membre du jury, un diplôme d'honneur hors concours. Cette même année il fut nommé chevalier de la Légion d'honneur comme président de la chambre syndicale des instruments et appareils de l'art médical. Un arrêté de M. le ministre du commerce et de l'industrie, en date du 21 janvier 1888, le nomma membre de la commission spéciale de l'exposition internationale de Melbourne (classe 73, médecine, hygiène). La même année, M. Wickham prenait part à l'exposition universelle de Barcelone comme membre du comité d'organisation, exposant et enfin membre du jury. En dernier lieu, M. le ministre du commerce et de l'industrie le nomme membre du comité d'admission à l'exposition universelle de 1889 pour la classe 14, médecine et chirurgie. Puis il est nommé par le ministre, membre du comité d'installation, sur la présentation de ses collègues, la plupart professeurs à la Faculté de médecine de Paris.

De l'emploi des Bandages.

La personne atteinte de hernie doit faire bien attention à ne jamais être debout sans que la hernie soit maintenue par le bandage ou par la main. En quittant le lit le matin, on doit porter la main à la place de la hernie pour qu'elle ne se présente pas à l'orifice du canal, prendre une éponge d'eau froide, l'appliquer un instant sur la hernie, et aussitôt après mettre son bandage, que l'on ne doit plus quitter que le soir dans le lit. Ces précautions, on peut le dire d'une façon générale, sont indispensables pour éviter l'étranglement et ses tristes conséquences, ou pour ne rien perdre absolument de l'amélioration produite par l'usage du bandage.

De cette observation, résulte encore la nécessité d'avoir deux appareils. Si un accident arrive au bandage, on a ainsi un autre appareil à mettre immédiatement. Pendant les grandes chaleurs il est plus hygiénique aussi de ne pas faire usage chaque jour du même bandage; on doit mettre un jour l'un et l'appareil de rechange le lendemain.

Il y a des cas où l'appareil doit être gardé la nuit, par exemple lorsque la hernie est très volumineuse et qu'elle sort du canal inguinal, même dans la position horizontale, ou dans le cas de hernies simples lorsque surviennent de fortes quintes de toux, vomissements ou autres efforts extraordinaires; mais alors l'appareil de nuit n'a pas besoin de produire une contention aussi énergique que pour la station verticale.

Le bandage de nuit peut conserver la même forme que celui de jour, mais le ressort sera plus léger et ne devra pas avoir de pelote de dos. Le plus souvent il suffira d'un appareil sans ressort

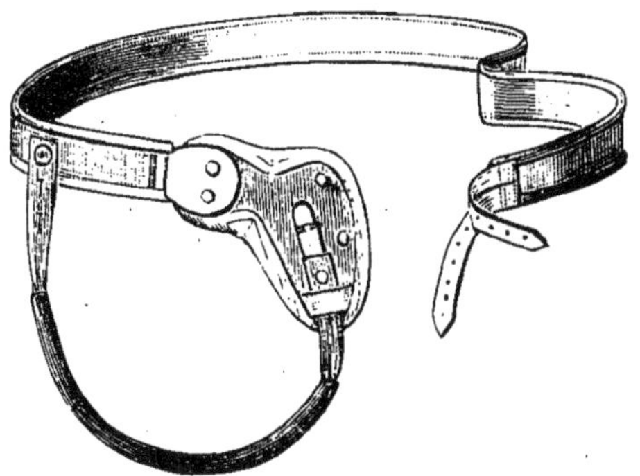

Fig. 17. — Bandage de nuit pour le côté droit.

(*fig.* 17) consistant en une simple ceinture en caoutchouc, doublée en peau de castor, avec une pelote à une extrémité et une patte à l'autre bout; le volume de la pelote sera toujours en rapport avec le volume de la hernie. Le bandage de nuit doit être maintenu en place par un sous-cuisse. L'échange du bandage de jour pour le bandage de nuit, et réciproquement, doit se faire étant couché.

Lorsqu'on est en présence d'enfants ou d'individus jeunes, on peut, en vue de la guérison qu'on a raison de poursuivre, conseiller l'usage d'appareils de nuit. Pour les cas que nous venons d'indiquer et pour lèsquels il faut faire usage de bandage la nuit, il faut aussi employer un appareil pour les bains. Cet appareil doit alors être construit comme ceux de jour, mais recouvert en caoutchouc et toutes les parties métalliques bien vernies, nickelées ou argentées. Les plaques sont garnies spécialement en crin et coutil. Si l'on veut se passer de garnitures, on fait alors usage de plaques soit en liège soit en ivoire.

Les bains de mer ou de rivière pris sagement, comme temps,

sans aller jusqu'à la fatigue, sont très bons pour les personnes atteintes de hernies ; mais, à moins de hernies purement interstitielles, et au surplus pour éviter toute crainte ou inquiétude dans les mouvements de la natation, il convient mieux de faire usage du bandage pour bains.

Certaines eaux fortifiantes, reconstituantes (la Bourboule et autres), sont également indiquées et dans quelques cas remplacent avantageusement les bains de mer.

Les conseils que nous venons de donner, tant pour la nuit que pour les bains, sont très intéressants pour les enfants, à cette époque de la vie où l'on est en droit de poursuivre la guérison, laquelle ne s'obtient que par l'observation rigoureuse des recommandations que nous venons de faire. Pour atteindre sûrement ce but, la guérison, il faut que l'enfant fasse usage de bandage jusqu'à développement complet, c'est-à-dire jusqu'à quinze ou seize ans ; l'enfant, évidemment, très souvent est guéri avant ce temps ; mais, comme on doit le laisser se livrer à tous les exercices qui peuvent contribuer à le développer et à le fortifier, que par suite il y a des efforts faits, il est plus prudent de continuer l'usage du bandage jusqu'à l'époque que nous avons indiquée, afin d'éviter des rechutes dont nous avons eu de nombreux exemples. Un enfant atteint de hernie peut faire de la gymnastique, mais limitée à de certains mouvements; le trapèze doit être proscrit, ainsi que les poids d'une lourdeur exagérée ; la gymnastique à conseiller doit consister en exercices de tenue et en marches, c'est-à-dire en exercices de mouvements rythmés ; les exercices de force ou ceux qui ne se produisent que par des efforts violents doivent être défendus. L'équitation pourra être tolérée, mais dans des conditions très douces et modérées comme temps, afin qu'il n'en résulte pas de fatigue. Le bicycle et surtout le tricycle sont des exercices sans inconvénients sérieux. Il n'y a pas lieu de parler de l'escrime ; c'est un exercice à supprimer pour tout individu atteint de hernie ; il est évident que l'on peut en faire en portant un bandage, mais seulement si c'est une nécessité de situation sociale.

Marques de fabrique, Brevets.

M. G. Wickham croit devoir prévenir le public que les bandages qui sortent de ses ateliers ont son nom ou les mots Wickham frères gravés sur une des extrémités du ressort. Tout bandage n'ayant pas cette marque de fabrique doit être considéré comme contrefaçon ou imitation.

Cette fabrication toute spéciale remonte à l'année 1814, date de la prise d'un brevet d'importation. Depuis, à différentes époques, 1817, 1826, 1839, 1854, etc., des brevets d'invention et de perfectionnement sont venus marquer chaque progrès réalisé dans la fabrication du bandage.

Mesures à fournir.

Les personnes qui ne peuvent se rendre chez M. G. WICKHAM, et qui désirent se procurer ses bandages, doivent envoyer la mesure de la circonférence du corps, prise un peu au-dessous de la partie la plus saillante des hanches, et venant se rejoindre à la jonction du pubis; indiquer le côté et le volume de la hernie et la conformation du bassin. — Cette mesure ainsi prise est convenable pour les bandages d'un seul côté ou des deux côtés, pour hernies inguinales ou crurales, et pour les bandages hypogastriques.

Pour les bandages ombilicaux, il faut prendre la mesure de la circonférence de l'abdomen, juste au point où existe la hernie.

Appareils divers.

Les *Bandages hypogastriques* (*fig.* 18, A), que l'on emploie avec avantage contre le déplacement de l'utérus, sont remarquables

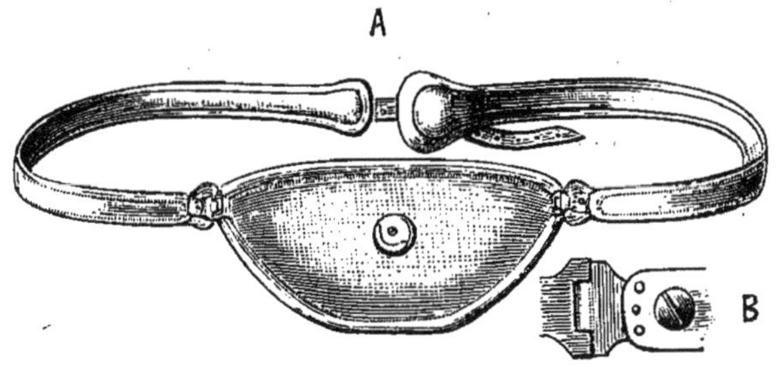

Fig. 18. — Bandage hypogastrique.

par leur élasticité et leur légèreté ; au moyen d'une petite boucle placée sur la plaque, on incline celle-ci plus ou moins, selon que l'on tourne la boucle à droite ou à gauche. Des charnières (*fig.* 18, B) permettent d'enlever l'appareil sans crainte de casser les ressorts, et enfin on peut donner l'obliquité que l'on désire, aux ressorts, au moyen d'une vis qui joue sur un quart de cercle. Les coussins des plaques sont rembourrés ou à air.

On ajoute quelquefois dans une ceinture abdominale une plaque en forme de croissant, moelleusement garnie, et l'on remplace ainsi, jusqu'à un certain point, le bandage hypogastrique. Ce genre d'appareil est très efficace pour les personnes qui éprouvent en outre le besoin de maintenir l'abdomen.

Les *Bandages vulvaires*, contre la chute de l'utérus (*fig.* 19), empêchent cet organe de faire saillie à l'extérieur ; ils conviennent

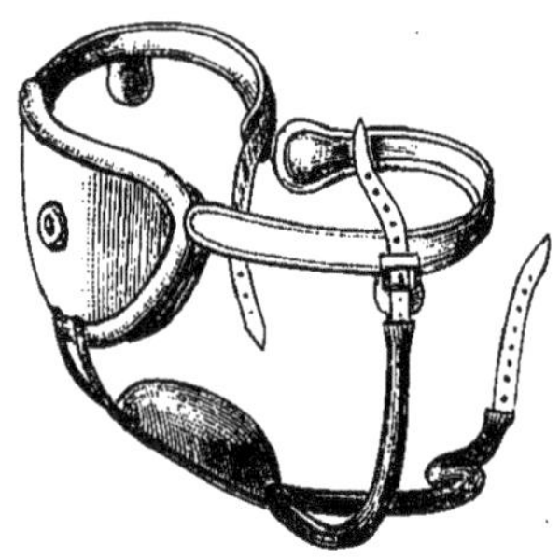

Fig. 19. — Bandage vulvaire.

aux personnes qui ne peuvent supporter l'application des pessaires.

Les *Ceintures abdominales* (*fig.* 10) sont employées par un grand nombre de personnes simplement obèses; elles sont recommandées principalement avant et après les couches, et sont faites en tissus élastiques ou en coutil; elles maintiennent l'abdomen sans le comprimer et préviennent les déplacements de l'utérus. Il existe différents modes d'attaches suivant les cas.

On se sert de la ceinture abdominale pour prévenir le mal de mer.

Pour la contention du *sein flottant*, l'usage de cette ceinture est également recommandé. On y adapte à l'intérieur un coussin spécial bien approprié à chaque cas particulier.

Les *Ceintures lombaires* n'ont pas la même coupe : elles sont droites, se bouclent en avant et ont à leur partie postérieure des baleines plus ou moins cambrées.

Les *Bandages contre la chute du rectum* sont à ressorts (*fig.* 20) ou en tissu élastique; les tampons sont en caoutchouc vulcanisé et construits de telle sorte qu'ils compriment l'anus sans exercer une pression douloureuse.

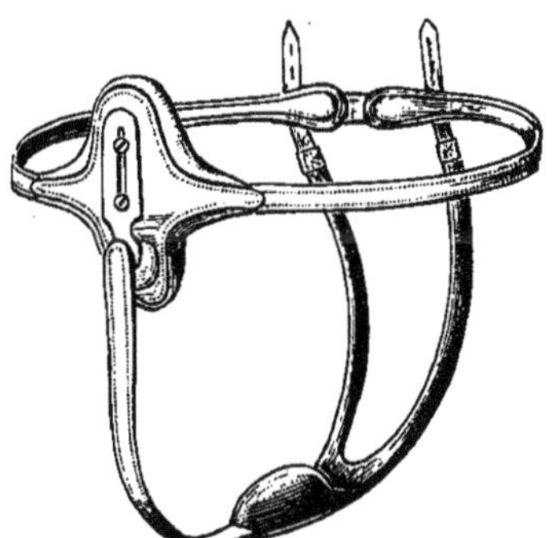

Fig. 20. — Bandage rectum à ressorts.

Les *Suspensoirs anglais* sont remarquables par leur nouvelle disposition (*fig.* 21) : ils se composent d'une ceinture, d'un sac et

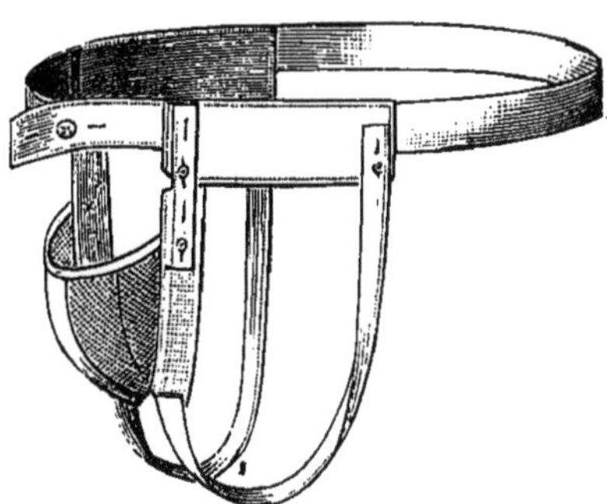

Fig. 21. — Suspensoir anglais.

d'une paire de sous-cuisses; ceux-ci passent dans des coulisses situées sur les côtés du sac; ils restent fixés en arrière et viennent s'attacher en avant à la ceinture; il en résulte que le scrotum est réellement bien suspendu et non rejeté en arrière comme cela arrive avec les anciens modèles de suspensoirs. Le sac n'a pas de trou en avant, est tout ouvert; par suite nulle gêne en cet endroit. Les sous-cuisses, qui passent dans les coulisses du sac, ont plusieurs boutonnières; ce qui permet d'avancer ou de reculer le sac, de manière à augmenter ou à diminuer à volonté le soutien du scrotum.

Ces suspensoirs sont très utiles aux personnes atteintes de varicocèle ou d'hydrocèle et à celles qui montent à cheval. Pour les personnes atteintes en même temps de hernies, il existe un nouveau modèle de suspension consistant en un sac (*fig.* 5, B), le plus souvent sans sous-cuisses, s'attachant au bandage et offrant l'avantage de la suppression de la ceinture.

L'existence de *varices* à différentes hauteurs, l'entorse, l'hydarthrose du genou, en résumé, tous les cas où l'on éprouve le be-

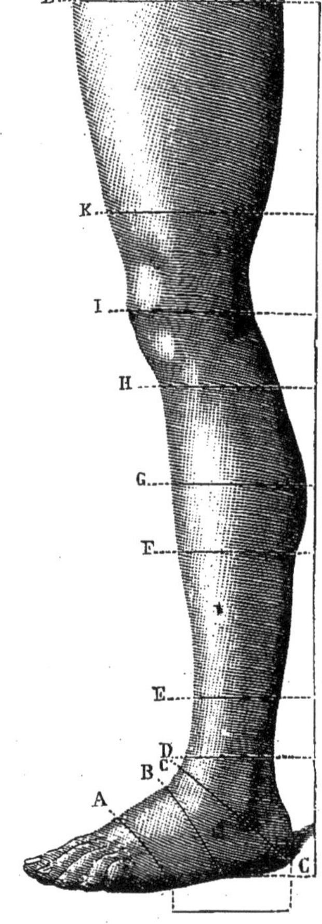

Fig. 22. — Indications des mesures pour bas à varices.

soin d'avoir la jambe bien maintenue et protégée, nécessitent l'usage des *bas élastiques* en tout ou en partie. Ils sont en caoutchouc vulcanisé; le fil élastique est placé dans la trame de soie ou de coton, de manière à établir une compression circulaire et de bas en haut sur les varices, sans gêner les muscles de la jambe.

On établit sur le même principe et avec le même tissu des chaussettes, des bas, des molletières, des genouillères, des molletières avec genouillères, des bas avec genouillères, des cuissards, des cuissards avec genouillères, des cuissards molletières, enfin des bas cuissards. Parfois les bas et surtout les chaussettes sont faits en coutil ou en peau de chien.

Les mesures à fournir (*fig.* 22) sont, en centimètres, la circonférence exacte aux points indiqués sur la gravure ci-contre et la distance du sol à chacun de ces points.

On notera que la chaussette est comprise entre les points A et E; le bas entre A et H, le bas genouillère entre A et K, le bas cuissard depuis A jusqu'au delà de K vers L, selon la hauteur de la varice à protéger. La molletière est comprise entre les points D et H; la genouillère entre H et K; le cuissard depuis le point K.

Les *Urinaux* sont en caoutchouc vulcanisé, recouverts de toile, soutenus par une ceinture et de modèles très divers, soit pour le voyage, soit pour la nuit.

S'ADRESSER A PARIS

à M. G. WICKHAM ✻, O. I. ✿, G. C. ✠, C. ✠ ✠, O. ✠ ✠,
Chirurgien herniaire, rue de la Banque, 16.

M. G. Wickham *reçoit à son cabinet tous les jours non fériés, de 4 à 5 heures; des rendez-vous à d'autres heures peuvent être pris à l'avance.*

INDEX ANALYTIQUE

TABLE DES GRAVURES

1803-88. — Corbeil, Imprimerie Crété.

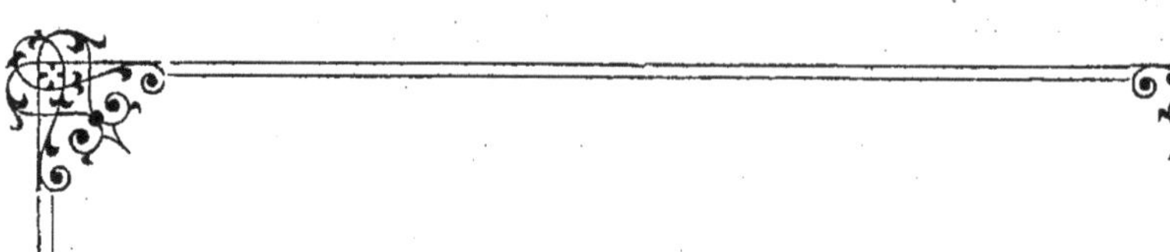

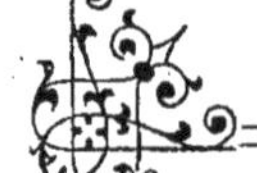

1803-88. — CORBEIL. Imprimerie CRÉTÉ.

www.ingramcontent.com/pod-product-compliance
Ingram Content Group UK Ltd.
Pitfield, Milton Keynes, MK11 3LW, UK
UKHW020421220726
13923UKWH00005B/2097

9 782019 671693